LA MÉDECINE DÉVOILÉE

ou

EXAMEN CRITIQUE DE LA SCIENCE MÉDICALE

ET DÉMONSTRATION DE LA NÉCESSITÉ
DE RECOURIR AUX ENSEIGNEMENTS DE LA NATURE QUI ONT SERVI
DE BASE AUX SAGES DOCTRINES D'HIPPOCRATE,

Par J.-P. CHEVALIER,

PHARMACIEN-CHIMISTE, A AMIENS,

ancien élève des écoles de Paris, des hôpitaux de première classe,
ex-professeur de géographie et de mathématiques, membre de l'Académie
nationale des sciences, inscriptions et belles-lettres du Gard, de la commission
permanente du Congrès médical de France, de la Société de géographie
de Paris, de celle d'encouragement pour l'industrie nationale,
de la Société linnéenne de Bordeaux, des sciences chimiques,
physiques et arts agricoles et industriels de France,
et de plusieurs autres sociétés de pharmacie,
littéraires et scientifiques.

La nature et les faits sont des règles suprêmes ;
Ne nous attachons plus à d'erronés systèmes ;
Laissons là les erreurs, les folles visions,
Et cherchons dans le vrai nos inspirations.

Prix : 1 fr. 25 c.

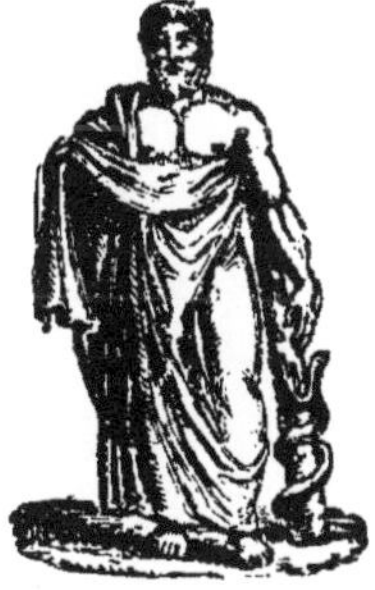

SAINTES,

CHEZ FONTANIER, LIBRAIRE-ÉDITEUR.

—

1855.

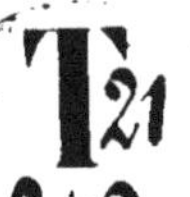

LA

MÉDECINE DÉVOILÉE.

LA
MÉDECINE DÉVOILÉE

OU

EXAMEN CRITIQUE DE LA SCIENCE MÉDICALE

ET DÉMONSTRATION DE LA NÉCESSITE
DE RECOURIR AUX ENSEIGNEMENTS DE LA NATURE QUI ONT SERVI
DE BASE AUX SAGES DOCTRINES D'HIPPOCRATE,

Par J.-P. CHEVALIER,

PHARMACIEN-CHIMISTE, A AMIENS,

ancien élève des écoles de Paris, des hôpitaux de première classe,
ex-professeur de géographie et de mathématiques, membre de l'Académie
nationale des sciences, inscriptions et belles-lettres du Gard, de la commission
permanente du Congrès médical de France, de la Société de géographie
de Paris, de celle d'encouragement pour l'industrie nationale,
de la Société linnéenne de Bordeaux, des sciences chimiques,
physiques et arts agricoles et industriels de France,
et de plusieurs autres sociétés de pharmacie,
littéraires et scientifiques.

La nature et les faits sont des règles suprêmes ;
Ne nous attachons plus à d'erronés systèmes ;
Laissons là les erreurs, les folles visions,
Et cherchons dans le vrai nos inspirations.

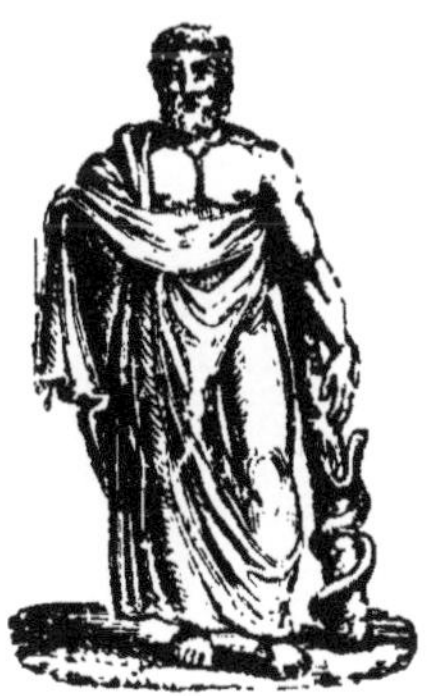

SAINTES,
CHEZ FONTANIER, LIBRAIRE-ÉDITEUR.

1855.

AVIS AU PUBLIC.

En publiant cet opuscule, nous n'avons d'autre but que de mettre l'humanité en garde contre les égarements de la médecine, et de faire connaître les bases sur lesquelles nous appuierons le traité médico-populaire que nous ferons paraître après notre *Histoire des Drogues usuelles*, maintenant sous presse.

Si l'utilité d'un ouvrage peut être de quelque poids dans la balance du succès, nous ne doutons point que notre opuscule ne soit avidement accueilli par tous ceux qui ne savent point encore les dangers que

courent leur vie et leur santé dans ce siècle
où l'argent tient lieu de savoir, d'honneur
et de vertus.

Dans ce monde, ô mon Dieu! qui se montre et s'enfuit,
Le bonheur est couvert des ombres de la nuit.
Ne va pas le chercher dans la plaine bruyante,
Il vit dans le secret de l'âme bienfaisante :
Là tout est rayonnant, tout est vrai, tout est pur;
C'est là qu'il faut placer notre espoir le plus sûr.

Puisse le public nous encourager dans
nos recherches, en accueillant cette œuvre
comme nous l'osons espérer !

CHEVALIER.

LA
MÉDECINE DÉVOILÉE.

L'attachement à la vie et le désir de la passer avec
une santé parfaite font rechercher à l'homme avec
empressement ce qui peut contribuer à sa propre conservation et au soulagement de ses maux que l'intem-
pérance de ses appétits et de ses passions ont multipliés
de plus en plus; il n'a donc rien gagné à la position
exceptionnelle, à la souveraine puissance qui, par don
de la nature, lui sont dévolues dans l'échelle des êtres
organisés, puisqu'elle lui fait payer chèrement cet avan-
tage par des peines et des misères que les autres êtres
n'ont point à subir. Cependant il faut reconnaître que
s'il savait ménager ses forces et se servir sagement de
sa raison et de son intelligence, qui sont les instruments
suprêmes de son élévation au trône de ce monde, il
n'aurait peut-être qu'une vie paisible à passer; tandis
que l'abjection de ses vices et l'oubli de ses nobles fa-

cultés lui ont fait perdre l'intuition de sa grandeur et de sa supériorité, ce qui l'a empêché de pouvoir jouir du bonheur qui lui était destiné sur cette terre.

Pourtant, rien n'aurait pu lui ravir les avantages que la nature lui avait départis dans la sphère du mouvement de gravitation générale où il est placé, si, moins présomptueux, il ne voulait point dépasser les bornes qu'elle assigne à son intelligence ; mais, son ambition s'accroissant en raison de ses facultés, il ne se contente point de dominer tout ce qui l'entoure, il veut encore, dans sa démence vagabonde, s'élever au-dessus de la nature elle-même.

Ainsi, de tout temps on s'est beaucoup préoccupé de rechercher les causes primitives des maladies, mais bien en vain, puisqu'elles sont attachées à l'ensemble de la grande œuvre qu'il ne nous est point donné de définir ; or, chacun est venu tour à tour émettre des opinions trop hasardées pour que l'on puisse s'y arrêter, attendu qu'elles n'ont jeté qu'une très-faible lumière sur les conséquences qu'on peut en tirer. Ce qu'il y a de plus certain, c'est que tous les êtres qui se trouvent dans le grand tourbillon de ce monde sont fatalement soumis à toutes ses influences, à tous ses bouleversements, qui sont favorables ou défavorables, selon la disposition des organes.

Partant de ce principe du mouvement universel, où des forces sont toujours contrebalancées par d'autres forces et des effets modifiés par d'autres effets, l'on est dirigé, malgré soi, en droite ligne vers l'étude des phénomènes de la nature, qui peut seule nous conduire, non pas à la connaissance de ses mystères, mais aux ressources qu'elle renferme pour le bien de tout ce qui existe en général, et pour l'espèce humaine en particulier ; car qui oserait contester désormais que la nature n'a point distribué ses largesses avec une précision, une exactitude et une perspicacité telles, qu'elles sont toujours en rapport avec les besoins de chaque lieu, de chaque espèce. Qui n'est émerveillé en voyant le grain de sable qui roule au fond de la mer, ou en contemplant les montagnes d'où sourdent les ruisseaux limpides qui servent à fertiliser la terre ! Est-ce que l'homme et la brute ne trouvent point partout leur subsistance avec ses accessoires ? Pourquoi ne trouveraient-ils point également ce qui convient au soulagement de leurs maux ? Ne serait-ce point accuser témérairement la nature de n'avoir point achevé son œuvre, ayant les moyens de le faire, ou abaisser son intelligence infinie au niveau de la nôtre, dont chaque jour nous reconnaissons l'infériorité et l'insuffisance, parce qu'au lieu de la suivre dans ses voies de transmission, nous avons la sotte prétention de la dominer ou de la soumettre à nos caprices?..... Ah! cessons nos blasphèmes contre elle, car si nous ignorons encore le but de ses prodiges, c'est parce que notre orgueil a voulu remplacer les faits patents et matériels, qui sont à notre portée, par des abstractions puériles et des descriptions romantiques qui nous ont écartés de la route de la vraie science.

En revenant, d'ailleurs, à l'étude de la nature, l'on ne ferait que reprendre l'œuvre d'*Hippocrate* consacrée par vingt-cinq siècles d'expériences, œuvre qui est encore aujourd'hui la pierre de touche, le dogme sacré de la médecine, par la raison qu'elle est fondée sur la science de l'observation, la seule qui puisse guider sûrement l'homme dans ses recherches, soit pour conserver sa santé, soit pour remédier à ses maux, ce qui se trouve nécessairement dans les desseins de la création. Mais, au lieu de continuer à suivre cette voie lumineuse, cette œuvre pénible où l'art de guérir allait cueillir jadis de brillants lauriers en élevant sa gloire à la hauteur de l'humanité, nous avons vu peu à peu les nouveaux venus se perdre dans l'étiologisme des phénomènes vitaux, dans le dédale des suppositions, des hypothèses et des abstractions, qui n'ont rien ajouté de réel, de positif aux connaissances médicales, puisque les causes de nos maladies sont toujours ignorées.

Il n'est donc point possible de douter aujourd'hui que pour arriver à la connaissance de ces causes on a passé un temps précieux à l'examen du corps et de tout ce qui l'entoure, qu'on a beaucoup parlé, discuté, écrit pour ne rien dire, attendu qu'il n'est sorti de tout ce fatras de mots et de paroles qu'une chose bien claire, c'est que les erreurs se sont accrues à mesure que les contradictions systématiques ont pris plus de développement. N'était-ce point ce qui devait arriver en entrant dans le labyrinthe immense des conjectures, qui, renfermant dans son vaste sein les impénétrables secrets de la nature, ouvrait un aussi large champ à toutes les conceptions d'où devaient découler nécessairement des systèmes que d'autres systèmes pouvaient remplacer, parce que le contraire peut être soutenu quand il s'agit de choses dont on ne peut matériellement se rendre compte?

Si encore on en était resté là, le mal n'eût point été très-grand; mais comme on a fait de cette logomachie médicale une doctrine, une profession lucrative, qui ensuite fut privilégiée de par la loi, nous avons vu l'art de guérir, cette source féconde où chaque souffrance trouvait un soulagement, se tarir peu à peu dès que le caprice et la cupidité purent s'y désaltérer à leur gré, quand, en remontant aux premiers âges du monde, on la voit inépuisable dans ses bienfaits, parce qu'elle servait à développer les plus pures affections de la véritable humanité, ce qui ne peut être contesté si nous nous reportons à Hippocrate, dont le noble désintéressement repoussa les présents d'*Artaxerxès*. Il n'y avait, par conséquent, qu'à continuer de marcher sur les traces de nos pères, de joindre nos efforts aux leurs, d'achever leur ouvrage au lieu de le réformer, pour que la science médicale conservât sa vieille renommée et sa prépondérance morale qui valent bien celles qu'elle puise dans la loi des diplômes ; car on devait savoir qu'en la détournant de sa véritable voie, qu'en lui enlevant les seuls éléments qui lui étaient propres, pour la restreindre, comme on l'a fait, aux simples connaissances de la vitalité organique, on ne faisait qu'obstruer son passage, au lieu de le déblayer, en donnant à l'anatomie, à la physiologie et à la pathologie une valeur qu'elles n'ont pas. Ici, comme toujours, nous retrouvons l'homme cherchant le vrai dans le faux, le réel dans l'impossible ou l'idéal, ce qui, certes, n'est pas moins absurde que l'entreprise des géants de l'antiquité qui tentèrent d'escalader le ciel ; car, en examinant toutes ces sciences au point de vue thérapeutique, on s'aperçoit aisément que l'art de guérir n'en a retiré aucun principe dont l'utilité soit bien constatée. Il est donc pénible de penser que tant de siècles ont été perdus en efforts infructueux, parce qu'on a voulu remonter aux sources mêmes de la vie, où la nature ne permet jamais d'aborder; quand au contraire, si on avait continué de suivre la voie de l'observation, on serait arrivé infailliblement à résoudre bien des problèmes. Je citerai, entre autres, *Théophraste Paracelse*, qui mit le premier en usage les mercuriaux et les antimoniaux, remèdes héroïques qui, maniés par des savants dépouillés de tout esprit de système et d'hypothèse, de toute idée abstraite et absolue, ont toujours conservé la haute réputation qu'ils avaient justement acquise.

Mais, dès que la médecine fut régie par une loi qui la mit en possession du privilége de la science, on la vit tomber d'abîme en abîme, parce que, devenant propriété particulière, elle n'appartenait plus à l'humanité, d'où elle s'était élevée grande et brillante comme le monde naissant, mais bien à tous ceux qui venaient de s'en emparer pour en faire leur profit, et qui, par conséquent, devaient l'exploiter au mieux de leur intérêt. Aussi sa renommée, qui jusque-là grandissait avec ses succès, ne fut bientôt plus qu'un misérable trafic qu'on descendit peu à peu au niveau des marchandises nouvelles qu'il faut mettre constamment au goût du jour, ce qui donna lieu à des systèmes contradictoires qui ruinèrent la confiance et la considération dont elle jouissait, le triomphe de l'un ne se faisant jamais qu'au détriment de l'autre.

Or, tant que la médecine fut libre, elle n'eut d'autre but que de soulager les maux dont l'espèce humaine est affligée, et s'est toujours recommandée par de sages et savants travaux; mais, cette tâche étant trop simple en elle-même pour satisfaire l'avidité d'un corps privilégié, il a fallu qu'il cherchât à la hérisser de plus grandes difficultés, afin de se donner un peu plus d'importance. C'est à quoi il a travaillé avec une ardeur, un acharnement qui serait sans doute digne de grands éloges, si l'imbroglio scientifique auquel il est arrivé avait été utile à quelque chose. Malheureusement il n'en est point ainsi, car tout cet amalgame d'anatomie, de pathologie organique et de physiologie n'a servi, au contraire, qu'à jeter le désordre dans les idées en faisant soutenir également le pour et le contre sur les mêmes faits et dans les mêmes circonstances, d'où devait s'ensuivre nécessairement la confusion des idées et l'incertitude des esprits, ce qui, certes, n'était point de nature à éclairer l'art de guérir. N'est-ce point de l'étude trop exclusive de la *pathologie organique* que sont sortis tour à tour les *humoristes*, qui attribuent toutes les maladies à l'altération des liquides ou des humeurs ; les *solidistes*, qui n'accordent aux liquides qu'un rôle secondaire dans les phénomènes de la vie et placent dans les parties solides les causes de toutes les affections morbides ; les *vitalistes*, qui rapportent tout au principe vital pour n'avoir point à s'occuper de l'état des organes ; les *brownistes*, qui supposent toujours un affaiblissement des forces vitales qu'il faut tâcher de relever dans l'état de maladie ; les *broussaïens*, qui au contraire, après avoir localisé l'action organique, n'ont vu qu'une trop grande exaltation de la fonction dans les divers foyers de la vitalité? Ce qui ne peut être, entre nous soit dit, qu'un piége tendu aux brownistes. Voilà donc ce que la pathologie ou la médecine systématique a produit! qu'elle s'en glorifie, si bon lui semble, tant qu'elle trouvera assez de niais et de crédules pour en tirer parti, cela ne peut nous étonner dans ce siècle où l'esprit français a perdu le goût de la philosophie, où la gravité scientifique s'est éteinte avec l'amour de l'humanité, qui est presque regardé comme un mot vide de sens depuis que l'argent tient lieu de tout ; mais qu'elle prétende encore nous préserver des souffrances qui accablent notre existence, c'est une erreur qu'il faut absolument dissiper dans l'intérêt de l'un et de l'autre, si l'on veut, non pas remédier au mal qu'elle a fait, qui est déjà immense, mais empêcher qu'elle n'en fasse davantage, soit en déchirant le voile qui cache ses extravagances, soit en démontrant qu'on a eu tort de se livrer à des études qui ne peuvent rien apprendre.

Quant à nous, nous avions senti, il y a longtemps, que la science médicale avait manqué le noble but qu'elle s'était proposé, en délaissant l'étude des lois immuables qui régissent ce vaste univers, lois auxquelles tous les êtres, à quelque degré qu'ils soient placés dans l'échelle de la nature, sont fatalement soumis ; nous avions également senti qu'elle ne devait tirer de résultats bien importants ni de l'anatomie, ni de la physiologie, par la raison que la description la plus minutieuse des organes et l'analyse la plus exacte des fonctions dans l'état de santé ne peuvent être d'aucun secours pour la connaissance et le traitement des maladies. Ainsi, nous déclarons hautement que les inductions fournies par la pathologie organique entraînent tous les savants dans l'erreur, et leur font saisir des fantômes pour des réalités ; tandis que les symptômes apparents ne nous égarent jamais, puisqu'ils frappent les sens du tact, de la vue, de l'ouïe et de l'odorat, véritables miroirs de la pensée et de la conception. Est-ce qu'un sourd comprendrait l'harmonie d'un concert, ou

un aveugle la beauté des couleurs? Comment juger
un désordre dans l'organisme qui ne se montre point
d'une manière quelconque? N'est-ce point là la première raison de tant d'avis différents de la docte Fa-
culté dans des affections un peu obscures, ou dont
l'altération ne réagit point assez vivement sur les autres principes de la vitalité pour qu'il en résulte des
effets apparents? Quelle serait la valeur du pronostic
d'un médecin qui, dans une maladie de l'estomac ou
des voies digestives, n'examinerait pas la langue pour
savoir si c'est un simple embarras gastrique ou une
inflammation de la membrane muqueuse...?

Nous avouerons néanmoins que, séduits nous-mêmes
par ces idées hyperboliques, hypothétiques, à l'époque
où nous nous occupions de la pathologie organique,
il nous a fallu un courage héroïque, une volonté de
fer pour nous dégager des préjugés dont nous étions
imbus. C'est en méditant les ouvrages remarquables de
Bonet, de *Senac*, de *Morgagni*, de *Pinel*, de *Broussais*,
de *Laennec*, etc., que la lumière a dessillé nos yeux
en éclairant notre raison; car nous les avons vus, au
milieu de leurs démonstrations savantes, être obligés
de reconnaître à chaque pas toute l'obscurité qui en-
veloppe les observations recueillies soit de l'anatomie,
qui ne s'occupe que des corps inanimés, où l'on peut

2

voir les ravages et les effets de la maladie, s'ils ne sont
toutefois les résultats du passage brusque de la vie à la
mort, soit de la physiologie, dont les données sont aussi
vagues et aussi incertaines, attendu qu'elle n'examine
que les phénomènes vitaux et le jeu des fonctions, ce
qui est également insuffisant pour résoudre le problème
des causes morbides. Le célèbre *Andral* n'a pas peu
contribué surtout à dissiper les erreurs qui s'étaient
glissées dans notre esprit par l'entraînement naturel à
tous ceux qui se livrent à l'étude des sciences humaines,
cet infatigable anatomiste ayant renoncé lui-même,
après avoir ouvert des milliers de cadavres, à appliquer
les indices de l'anatomie pathologique à l'art de guérir;
or, si une intelligence aussi vaste, aussi tenace, a douté
qu'on pût jamais tirer thérapeutiquement partie de ces
connaissances, nous pouvons nous contenter, nous,
pour étayer les opinions que nous avons émises sur
l'importance des sciences dont en a surchargé la médecine, de la sentence sacramentelle du profond et il-
lustre *Senac :* « Qu'ils sachent, dit-il, que chaque siècle
» a eu sa philosophie comme ses modes ; que les esprits
» les plus sages les ont méprisées ; que les seuls faits
» pratiques qu'ils ont ramassés leur ont assuré le titre
» de grands médecins, et que ceux qui ont voulu pé-
» nétrer jusqu'aux principes sont oubliés, ou ne sont

» cités que comme une espèce d'égarement inévitable
» lorsqu'on sort des bornes des sens, qui sont presque
» toujours les bornes de l'esprit. »

Aujourd'hui que nous avons secoué la poussière de
l'école, que ce météore brillant de la physiologie, qui
éblouit sans éclairer, est loin de nos yeux, nous croyons
qu'il est de notre devoir d'offrir à l'humanité les fruits
de notre propre expérience, pour qu'elle sache encore
une fois que nos veilles et nos méditations lui appar-
tiennent toujours, quels que soient nos embarras et les
agitations de la vie. Quoiqu'il paraisse téméraire à certaines personnes de découvrir les hideuses nudités du
corps puissant de la médecine, nous passons outre,
parce qu'il faudrait être d'une bien grande pusillani-
mité pour placer de si faibles considérations à côté de
si hauts intérêts. Cette tâche est dure, nous n'en doutons point; mais comme nous cédons aux clameurs de
notre conscience, nous irons jusqu'au bout, dût-il
nous en coûter notre tranquillité tout entière : il y a
longtemps, au surplus, que nous en avons fait l'aban-
don au bien-être de nos semblables... Eh ! qui pourrait
hésiter, si la science lui en fournit les moyens, d'empêcher de plus grands malheurs de tomber sur la société qui a déjà eu tant à souffrir de ses erreurs et
peut-être de sa mauvaise foi ! Ne frémit-on point en

pensant aux horribles conséquences qui sont sorties de la *vaccine*, un des plus coupables égarements dont l'esprit ait jamais été atteint? Qui ne sait que cette inoculation immonde a jeté dans toutes les familles la honte et la désolation en infectant leur progéniture de tous les maux et de tous les vices qui font l'opprobre du genre humain ! Oui, nous le disons avec une entière conviction, il n'est point possible, si la médecine n'avait point eu intérêt à soutenir cette monstruosité, qu'elle ne se serait point aperçu comme nous que non-seulement la *vaccine* ne remédiait à rien, mais qu'elle inondait ce monde des plus dégoûtantes affections ; et certes, si nous voyons aujourd'hui tant de charmantes personnes défigurées et tant de mauvaises passions déshonorer les vertus civiques, c'est à la vaccine que nous le devons ; car, en déposant dans le torrent de la circulation les germes de nouvelles maladies, elles y déposent aussi les germes de leurs vices. Plût au ciel que la médecine n'ait point, un jour, à rendre compte des larmes qu'elle a fait verser ! !....

Comme il entre dans nos vues de ne rien avancer que nous ne puissions rationnellement soutenir, nous croyons qu'il est nécessaire d'appuyer notre accusation contre la *vaccine* de grandes autorités et d'observations concluantes, pour ne point compromettre notre droi-

ture qui a toujours été la balance de nos jugements ;
car, en ouvrant le grand arsenal de la médecine, où
les savants d'aujourd'hui contredisent les savants d'hier,
nous n'avons eu d'autre intention que de signaler des
erreurs dont les conséquences sont trop funestes pour
ne point attirer sur elles l'attention publique. Or, c'est
en recherchant les causes de tant d'égarements que
nous heurtâmes le scepticisme qui a rongé tous les
nobles et généreux sentiments du cœur qui sont l'apa-
nage du médecin, et détruit jusqu'aux derniers vestiges
de la foi médicale, ce qui ne put nous étonner, attendu
qu'on a fait de l'anatomie et de la physiologie des
sciences fondamentales, quand elles ne devaient être
que des sciences accessoires, qui, loin de nous conduire
à la croyance de la vérité, nous ont poussé dans les
antres ténébreuses de l'incrédulité. Il n'y a donc, sans
contredit, que les connaissances puisées dans les phénomènes de la nature qui soient essentiellement vraies,
puisque la doctrine d'*Hippocrate* est demeurée debout
au milieu de toutes ces contradictions systématiques,
tant il est vrai de dire que l'expérience et l'observation
ne peuvent jamais nous tromper, à moins que la raison
ne se soit égarée par des idées préconçues et par les
vains prestiges de ces fausses sciences qui ont jeté un
tel désordre dans les esprits, qu'on a vu de célèbres

anatomistes, craignant de briser les frêles ressorts de la machine humaine, s'abstenir de tout mouvement et garder une complète immobilité dans leur fauteuil.

Il est évident que si les médecins avaient toujours continué de marcher à la lueur du flambeau de la raison, ils ne tâtonneraient point, comme ils le font, dans l'application de certains remèdes, et seraient moins superstitieux à l'égard de certains autres qu'ils prescrivent à tort et à travers dans toutes sortes de maladies, comme, par exemple, l'huile de foie de morue, qui est maintenant la panacée universelle.... Qui juge les choses d'après les autres est facile à tromper! C'est ce qui est arrivé pour le *cowpox*, ou petite vérole des vaches du docteur *Jenner*, qu'on a prôné à outrance et accepté sans examen pour s'épargner l'embarras du traitement d'une maladie qu'on ne savait point guérir. Mais on est saisi d'épouvante et d'effroi en sondant la profondeur de l'abîme où l'espèce humaine est descendue, depuis qu'on s'est permis de greffer maux sur maux, vices sur vices, au moyen de l'inoculation d'un germe qui provient, pour couronner l'œuvre, d'une corruption bestiale, qui n'aurait jamais été employé, nous en sommes convaincus, si l'on avait réfléchi sur les conséquences qui pouvaient en résulter; et pour cela il suffisait de s'assurer de l'identité du *cowpox* avec la rage et les autres venins, à commencer par le serpent jusqu'à l'abeille, dont les effets sont absolument les mêmes, soit sur les organes glanduleux, soit sur la masse circulatoire, où il cause les mêmes ravages qui se manifestent par une fièvre brûlante et un abattement semblable à celui de l'empoisonnement. Il n'y avait, d'ailleurs, pour ne point tomber dans cet accès d'hallucination, qu'à se rappeler les sages réflexions des anciens par rapport à la nourrice, qu'il fallait choisir, selon eux, exempte de passions mondaines qui se communiquent à l'âme comme les maladies au corps, ainsi que l'esprit et la stupidité, les vices et les vertus qui passent également à leur nourrisson ; ils ne doutaient même point, ce qu'on retrouve dans ces quatre vers de l'*Énéide*, que le moral de la nourrice influe considérablement sur le moral des enfants :

> Non, tu n'es pas le fils de la tendre Vénus ;
> Non, cruel, tu n'es pas du sang de Dardanus :
> Le Caucase glacé te donna la naissance,
> Les tigres d'Hyrcanie ont nourri ton enfance.

> (Trad. de GASTON.)

Placé au centre d'une population immense, nous avons été à même d'observer attentivement les influences pernicieuses du fluide vaccinal introduit inu-

tilement dans l'économie vivante pour éviter la petite
vérole, comme s'il n'était point aussi absurde que dé-
risoire d'inoculer une maladie vraie en vue d'une maladie qui pourrait se développer. N'est-ce point là le
comble de l'aberration? Qui aurait jamais pu croire
que la raison humaine serait susceptible d'un pareil dé-
réglement! Est-ce que tous les individus sont atteints
de la peste ou du choléra? La petite vérole n'est-elle
point dans les mêmes conditions? Ne sait-on point aujourd'hui que des mères de famille, lorsqu'un de leurs
enfants a la rougeole, les couchent tous ensemble pour
n'avoir qu'un embarras, et que, sur six, deux seulement
la prennent, quand, dans d'autres familles, aucun n'y
échappe ou aucun n'en est affecté? N'est-on point obligé
d'admettre que ces anomalies ne sont dues qu'à une
disposition particulière des propriétés vitales, dont on
devrait étudier les modes d'affinité? Ne serait-il point
plus glorieux, en effet, de la guérir avec les ressources
de l'art plutôt que d'infecter gratuitement ceux qui ne
sont point disposés à ce genre de maladies?...

Si maintenant nous connaissons la véritable importance du *cowpox* ou virus vaccin, dont le javart (1) est

---

(1) Tumeur dure et douloureuse qui vient au bas des jambes
des chevaux et des bœufs.

l'origine primitive, nous savons, d'un autre côté, que son utilité peut être contestée, en examinant ce qui se passe constamment sous nos yeux toutes les fois que cette épidémie existe. A Paris, en 1825, il y a eu plus de *huit cents cas de petite vérole,* dont un grand nombre de personnes, malgré la vaccine, ont été horriblement défigurées, et plus de trois cents autres en sont mortes; à Amiens, en 1838, nous avons été témoin de faits très-remarquables que nous citerons d'autant plus volontiers qu'ils sont encore là comme des images parlantes pour condamner l'impuissance de la vaccine contre les accidents de la petite vérole. M. *Sorel* (Alphonse), vacciné d'abord à l'âge de 3 mois, ensuite à 15 ans, a été affecté, en dépit de cette double inoculation, du virus variolique à 31 ans; et, s'il n'en est résulté que des marques profondes sur le visage, sa vie n'en a pas moins été gravement compromise. — Mme *Lemoine,* brasseur aux Minimes, a dû subir le même sort avec des conséquences non moins tristes et non moins déplorables. — M. *Abraham,* liquoriste, plus malheureux que tous les autres, a succombé au milieu des plus grandes souffrances. Nous pourrions donner des milliers d'exemples de cette nature, mais nous croyons inutile d'entrer dans des détails fastidieux qui n'ajouteraient rien à la force de nos arguments, que nous avons choisis de manière à ne laisser aucun doute dans les esprits, même les plus incrédules et les plus rebelles.

En résumé, l'incubation du *vaccin* est toujours suivie d'une forte fièvre et d'engorgements considérables des glandes lymphatiques qui peuvent durer jusqu'à vingt-sept jours, ce qui dénote un combat opiniâtre des principes vitaux contre cet élément hétérogène qui doit changer la nature du corps, comme la greffe change la nature de l'arbre. Aussi, pour peu qu'on regarde autour de soi, l'on remarque à chaque pas des infirmités qu'on pouvait compter il y a un siècle, et qui aujourd'hui sont innombrables : la cause de cette dégénérescence est quelque part à coup sûr ; nous la trouvons, nous, dans l'inoculation de ce virus. Il suffit, du reste, de rechercher les causes de la propagation incessante des épilepsies, des hystéries, des scrofules, des cancers, des teignes, des phthisies, des dartres et des monomanies, pour se convaincre de la vérité de cette sentence. Ces maladies, qui semblaient restreintes dans certaines familles, et qu'on appelait pour cela héréditaires, se sont propagées si rapidement dans toutes les classes de la société, qu'il n'est plus possible d'admettre que ce soit le fait du croisement des races, ou de simples effets de climat, d'habitation et de nourriture ; il faut conséquemment qu'elles s'y infiltrent d'une autre ma-

nière, et nous sommes parvenus, après un examen sérieux et de longue main, à découvrir qu'elles attaquent
les sources mêmes de la vie au moyen de l'inoculation
de leurs venins qui passent ainsi d'un sujet dans un
autre ; car, si deux branches s'entent par le contact, les
maladies et les vices doivent s'enter par la vaccine.

Il n'est besoin, nous croyons, que de citer quelques
particularités remarquables pour qu'on ne puisse plus
douter que nous avons frappé juste dans la solution de
ce problème. — M. *Jovelet*, cultivateur à Beaucourt,
a quatre enfants ; deux sont très-bien portants et deux
autres ont des attaques d'épilepsie ; nous avons scruté
toute sa généalogie, elle nous a donné partout des
hommes robustes et de bonne nature. — Le fils *Le-
doux*, manouvrier à Hangard, en a eu également à l'âge
de 8 ans sans motif, quoique aucun membre de sa famille, aussi bien que du côté de sa femme, à quelque
degré que ce soit, n'en ait jamais ressenti les moindres
atteintes ; mais ce que nous savons de plus positif à
cet égard, c'est que l'enfant sur lequel on a pris le
vaccin dont on s'est servi pour le vacciner est mort de
convulsions à l'âge de 5 ans et quelques mois. Eh !
mon Dieu ! ignore-t-on que des enfants ont été immédiatement pris de convulsions lorsque la nourrice leur
donnait le sein après s'être livrée à un accès de colère ?

Que veut-on de plus pour qu'il soit avéré que le vaccin doit être le grand corrupteur du genre humain.....? Les citations de ce genre n'auraient point de fin, si nous voulions parler des personnes qui meurent de phthisie quoique issues de parents dont la santé ne laisse rien à désirer sous tous les rapports; mais nous pensons qu'il vaut mieux en rester là pour ne point fatiguer le lecteur par des considérations superflues. D'ailleurs, nous savons qu'en fulminant l'anathème contre la vaccine, c'est lutter contre le mauvais vouloir et le préjugé, qui sont toujours de terribles ennemis; mais le fait étant notre point d'appui et l'observation notre fort, nous les attaquons en face et résolument, parce que nous comptons sur le bon sens populaire pour faire belle et bonne justice de tout ce qui n'est ni vrai ni raisonnable.

Enfin, nous terminerons ce lugubre tableau de l'inoculation variolique par les discussions récentes de l'Académie de médecine, où de grands savants ont, dans leur fougue insensée, soutenu en 1852 rien moins que d'infecter la société, non pas du choléra, de la peste ou du typhus, mais de quelque chose de bien plus horrible, de bien plus hideux, de bien plus effroyable, de la syphilis, — autrement dit maladie honteuse. M. *Auzias-Turenne* a, dans un violent accès de démo-

nomanie inoculatoire, proposé à cette académie, sur
quelques faits isolés, insignifiants, pour ne pas dire
inexacts, l'inoculation de la syphilis comme le meilleur
moyen de la guérir et même de l'éviter. De là grande
rumeur, de là grand tapage dans le monde médical,
de là beaucoup de mots, de paroles et d'écrits, où nous
trouvons tant d'incertitude et d'hésitation, que nous
tremblons en voyant l'humanité souffrante jetée à la
merci d'une science qui n'a plus de base, de guide ni de
frein. — Voici ce que nous extrayons de cette grande
discussion, pour édifier ceux qui croiraient encore à
l'efficacité de la médecine telle qu'elle est pratiquée en
ce siècle : — « Les sectateurs de la syphilisation, dit
» M. *Ricord*, affirment qu'elle n'est point dangereuse ;
» moi je réponds que, si l'on a reproché à une simple
» inoculation exploratrice de donner quelquefois lieu à
» des accidents, on doit bien plus redouter ceux-ci,
» quand les inoculations sont par douzaines, par cen-
» taines. » — « Je ne veux, réplique M. *Malgaigne*,
» conclure de ces faits que ceci : C'est que de tels ré-
» sultats sont trop importants pour être légèrement
» rejetés. Mais il y a, suivant lui, un ordre de faits
» sur lequel MM. *Ricord* et *Bégin* ont glissé légèrement,
» ce fait de l'immunité acquise contre l'inoculation du
» chancre, et qui est à lui seul une révolution dans

» l'histoire de la syphilis. » — « A cela, dit M. *Ricord*,
» je dois rappeler que, mardi dernier, M. *Laval*, qui,
» il y a un an, disait-on, n'était pas inoculable, l'était
» il y a six semaines, l'est encore en ce moment, et cela
» d'après son propre aveu. » — « M. *Larrey* démontre,
» de son côté, qu'il n'existe pas un seul fait en faveur
» de la syphilisation, et il termine en faisant des vœux
» pour que l'Académie rende un arrêt qui interdise à
» l'avenir l'exercice d'une pratique aussi condamnable. »
— « M. *Michel Lévy* s'étonne, lui, que plusieurs de ses
» plus distingués collègues (MM. Marchal (de Calvi),
» Malgaigne et Depaul) accordent leur talent à la sy-
» philisation, qui n'est qu'une curiosité de haut goût,
» une trompeuse perspective de résultats, et comme
» un mirage de découvertes. » — Vient ensuite M. *Bé-*
gin, comme rapporteur, qui s'exprime en ces termes :
« Que l'on multiplie les expériences sur les animaux,
» les amis de la science ne pourront qu'applaudir à ces
» efforts; mais toute expérimentation douloureuse,
» compromettante pour la santé et pour la vie, sur
» l'homme, sans nécessité réelle, dans le but d'élu-
» cider un point de doctrine, est un attentat flagrant
» à la morale, à la dignité de la profession. » — Cette
académie a, dans sa séance extraordinaire du 24 août,
rejeté cette proposition impudique.... Dieu soit loué !...

Ah ! que n'étiez-vous là jadis, braves défenseurs des mœurs et de la raison, car vous auriez probablement fait repousser aussi l'inoculation du *cowpox* ou *virus vaccin*, dont les dangers pour la santé et pour la vie ne sont pas moins grands, ni les garanties plus certaines contre la petite vérole !... — Cependant votre triomphe aurait pu être complet si, poussant votre investigation jusqu'aux conséquences de la vaccine, vous eussiez prouvé à M. *Auzias-Turenne* qu'il n'avait rien découvert de nouveau, puisque la syphilisation se pratique en secret à en juger par beaucoup de jeunes enfants qui, quoique les père et mère soient bien sains, ont des condylomes et des pustules à l'anus et aux parties génitales, ou des ulcères dans la bouche, provenant sans nul doute d'une syphilis qu'on a introduite par les canaux de la vaccination. Et cela est d'autant plus vrai qu'on sait, il y a longtemps, que les maladies se développent quelquefois tardivement; et tels enfants, par exemple, qui jusqu'à l'âge de 18 mois à 2 ans, et même plus tard, paraissent jouir d'une santé brillante, deviennent tout à coup malingres et chétifs, les venins dont ils étaient infectés ayant enfin fait irruption ; mais trop tard, hélas! puisque la vaccine les a déjà portés sur d'autres créatures. — Ce qu'il y a de plus étonnant dans cette trivialité médicale où la santé, le premier bien de la vie, est en jeu, c'est que l'Académie n'ait point décrété que MM. *Jenner* et *Auzias-Turenne* étaient dignes des Petites-Maisons. — En somme il est sorti du sein de ces débats un fait considérable, un terrible enseignement, c'est que la syphilisation pouvait triompher au lieu d'être proscrite, et que la société a été à deux doigts de sa perte. Voilà où nous a conduits la physiologie curative et son monstrueux attirail !.....

Après avoir signalé les erreurs pernicieuses dans lesquelles la médecine est tombée, nous allons maintenant continuer de démontrer qu'elle a grandement tort de délaisser l'étude de la merveilleuse et bienfaisante nature, qui, en jonchant la terre de plantes et de beaucoup d'autres matières non moins utiles, n'a pu le faire seulement en vue d'embellir son ouvrage, mais bien de procurer aux êtres vivants qui l'habitent toutes les jouissances qui font aimer la vie, soit que ces productions servent à soulager leurs maux, ou qu'elles soient destinées à satisfaire leurs yeux, leur goût et leur esprit. Or, s'il est naturel à l'homme de contempler avec ravissement la splendeur et les beautés de ce qui est au-dessus de lui, il doit admirer avec une bien plus vive tendresse tout ce qui croît à la surface de la terre, où la nature a semé à pleines mains ses trésors les plus précieux, témoignage authentique de sa magnificence et de sa bonté envers sa créature privilégiée qui marque, hélas! trop souvent son ingratitude par l'insouciance avec laquelle elle semble en jouir, quand, au contraire, elle devrait se prosterner à chaque instant pour rendre hommage à celle qui, dans sa sollicitude maternelle, la combla de si grands bienfaits.

Quant à l'utilité, ce sont sans contredit les plantes qui occupent le premier rang dans l'ordre naturel des choses de ce monde, non-seulement parce qu'elles fournissent la plupart des aliments nécessaires à l'entretien de l'existence de tous les êtres sensibles, mais encore parce qu'elles servent à la conservation de leur santé et au soulagement de leurs maux. Aussi pouvons-nous déclarer en toute certitude que l'art de guérir gît tout entier dans la connaissance et la combinaison des végétaux, qui étant, il est vrai, la partie la plus confuse de la matière médicale, ont été négligées dans un temps où l'analyse chimique présentait une arène plus facile aux esprits paresseux, ou qui se laissaient entraîner par les charmes de la nouveauté. Nous comprenons, d'un autre côté, que la diversité des noms attachés à la même plante et les vertus suspectes et incertaines qu'on leur avait bénévolement attribuées n'ont servi qu'à faire perdre à la botanique son crédit et à rebuter ceux qui ont voulu s'y attacher; cependant l'intérêt

public et l'honneur de la médecine, **toutes ces diffi-**
cultés n'existant plus, nous invitent à vérifier avec plus
d'attention et d'exactitude les propriétés particulières à
chacune d'elles, d'autant plus qu'elles diffèrent toujours
en plus ou en moins et dans leur forme et dans leurs
principes constituants.

Or, la science médicale ne marchera vers son apogée
que lorsqu'elle aura une connaissance parfaite des
plantes médicinales qui sont les bases inébranlables de
l'art de guérir. Est-ce que la *digitale* n'agit point vi-
siblement sur la circulation en faisant tomber un pouls
de 120 pulsations à la minute à 36 ou 40? Doute-t-on
qu'une violente colique cède immédiatement en prenant
six ou huit gouttes de laudanum? Est-ce que la belladone ne dilate pas la pupille de l'œil d'une manière
sensible? Ne voit-on point dans les fièvres bilieuses les
symptômes disparaître au moyen d'un vomitif? Pourquoi n'en serait-il point de même pour toutes les autres?... Voilà donc les véritables éléments de sa pré-
destination ! voilà le seul point d'appui sur lequel elle
peut édifier quelque chose de durable ! qu'elle y re-
vienne promptement, si elle ne veut point perdre tout
à fait son ancienne gloire et sa vieille réputation !....

C'est dans cette vue que nous avons entrepris l'histoire des drogues usuelles qui croissent sous nos pas

et sont toujours en rapport avec les besoins des créatures de chaque pays ; ce dont il est facile de se rendre
compte, si l'on veut étudier attentivement les desseins
et la sagesse de la création, qui, en faisant pousser le
thym, le *serpolet* et l'*origan* sur les hauteurs ; le *co-
chléaria,* le *beccabunga* et le *cresson* dans les endroits
marécageux, a semblé indiquer elle-même l'usage qu'on
devait en faire. Mais l'action des remèdes étant, malgré
cela, relative à la disposition native des organes, à l'ac-
tivité viscérale, au tempérament, à l'âge, à la saison,
au climat, aux aliments dont on se nourrit, aux mœurs
et à la nature des maladies, nous avons tâché, pour
éviter les erreurs dangereuses dans lesquelles on est
tombé en accordant trop de valeur aux propriétés de
certains médicaments, de donner avec plus de précision
qu'on ne l'a fait jusqu'à présent la dose et les circonstances dans lesquelles ils peuvent être employés avec
succès. La nature s'est donc montrée aussi sage que
prévoyante en plaçant les choses à côté des besoins ; et,
si nous savions profiter des dons que nous prodigue sa
main libérale, nous serions dispensés d'aller dans des
contrées lointaines *quérir* à grands frais des plantes et
des drogues qui, assurément, conviennent moins à notre
constitution que celles qui naissent dans la même at-
mosphère et sous l'influence des mêmes éléments. Loin

de nous néanmoins l'idée de repousser ou même d'affaiblir le mérite des substances qui nous viennent du Brésil, du Japon ou du Pérou; ce que nous voulons, c'est qu'on n'oublie point que les plantes de nos bois et de nos campagnes valent bien celles-là, et seraient aussi actives et d'un effet aussi sûr, si l'on avait une connaissance plus profonde de leurs propriétés, de leurs usages et de leurs applications ; car, si le *quinquina* et l'*ipécacuanha* sont recommandables par leurs vertus héroïques, la *belladone* et la *digitale* sont encore bien plus dignes de notre vénération, à cause des services qu'elles rendent chaque jour à notre pauvre humanité.

Ici, le champ serait vaste et la matière en serait inépuisable, si nous voulions faire le parallèle de nos plantes d'Europe et de celles des autres parties de l'univers ; mais, comme nous savons que la préférence qu'on leur accorde présentement n'est due qu'à la bizarrerie et aux écarts de notre esprit, ou à l'étude mal ordonnée de la science médicale, nous avons tout lieu d'espérer qu'en la ramenant dans ses véritables voies, elle cessera de croire que la nature a mis le remède en Afrique et le mal en France, erreur dont l'absurdité serait facile à démontrer par les malaises que les individus éprouvent quand ils passent d'un climat dans un autre, ou qu'ils changent de nourriture. Cependant, l'état de maladie n'étant que la rupture de l'équilibre des propriétés vitales, nous respectons ce que l'expérience a confirmé, qu'elle ait tiré ses inductions des plantes exotiques ou des plantes indigènes, quoiqu'il soit pour nous parfaitement établi, nous le répétons, que celles qui vivent sous le même ciel, respirent le même air et croissent sur la même terre, sont sans nul doute mieux appropriées au tempérament des habitants du pays où elles prennent naissance.

Cette merveilleuse harmonie de la grande œuvre du monde ne pouvait échapper à la sagacité innée de nos pères, qui, n'ayant point encore été séduits par les préjugés d'une science trompeuse, ont fait une heureuse application des lois de la nature dans les phénomènes de la vie, dont *Hippocrate* a si judicieusement tracé les caractères dans ses Aphorismes, qu'*Arétée, Aëtius et Galien*, ces trois géants de la médecine grecque après lui, prétendent que ce n'est point un homme qui les a dictés, mais bien la nature elle-même. C'est là, il est vrai, qu'il fait briller du plus vif éclat les préceptes sur lesquels il s'est appuyé pour établir sa doctrine, qui doit, tôt ou tard, reprendre son empire et débusquer tous les systèmes cachés derrière les redoutes des hypothèses et des suppositions, trop faibles pour résister aux attaques de la vérité et de l'observation; car, du

jour où les obstacles qui s'opposent à la perfectibilité de la médecine seront brisés, les esprits justes mettront de côté toutes ces rapsodies, tous ces raisonnements captieux, incohérents, pour proclamer les principes fondamentaux d'*Hippocrate*, qui sont les tableaux fidèles des impressions de la nature prise sur le fait. Voici, au surplus, quelques passages des maximes de ce grand homme qui vaudront mieux que tous nos commentaires. « Qui» conque rejette, dit-il, les règles éprouvées, et qui,
» prenant un chemin nouveau, se vante d'avoir décou-
» vert quelque chose dans l'art, se trompe lui-même,
» et trompe les autres. Cet art, qui subsiste depuis
» longtemps, a découvert des principes sûrs et une
» route invariable, à la faveur de laquelle on est par-
» venu, depuis plusieurs siècles, à une infinité de faits
» dont l'expérience a confirmé la vérité sans le secours
» des hypothèses. » Il prétend aussi qu'on s'abuse étrangement de nos jours en introduisant dans l'étude de la médecine toutes les sciences connues. « Qu'il y ait, dit-
» il ailleurs, des sophistes qui puissent encore soutenir
» qu'on ne peut être médecin si l'on ne connaît point
» ce que c'est que l'homme et sa première formation,
» et la manière dont son corps est composé et assemblé ;
» tout ce que ces gens-là ont dit ou écrit touchant la
» matière me paraît moins appartenir à la médecine

» qu'à la peinture ; et je suis persuadé qu'on ne peut
» pas connaître plus clairement la nature que par le
» secours de la médecine, et qu'il n'est pas possible de
» parvenir à ce but autrement que par une connaissance.
» approfondie de notre art. Il m'a paru que beaucoup
» d'auteurs ont traité ce sujet-là : je veux dire que
» tous prétendaient connaître toute cette partie histo-
» rique et savoir ce que c'est que l'homme et les causes
» de sa formation, et le reste aussi parfaitement. Mais,
» pour moi, je pense que tout médecin doit faire son
» étude spéciale de la nature, et mettre tous ses soins
» à apprendre comment il pourra se servir utilement
» de ses connaissances, par rapport à l'homme, à ce
» qu'il mange et à ce qu'il boit, et au changement que
» chaque chose peut produire en lui. »

Ces sentences n'ont pas besoin d'explication ; elles
parlent assez haut d'elles-mêmes pour qu'il n'y ait plus
rien à y ajouter ; cependant nous sommes bien aise de
prouver leur exactitude en démontrant que la médecine
ne tire ses inductions ni de l'anatomie, ni de la physiologie, mais des maladies elles-mêmes, et qu'il est
peu loyal de le laisser croire pour mieux aveugler les
crédules et les ignorants aux dépens desquels on a
maintenant l'habitude de vivre. Est-ce que le sulfate
de quinine se donne dans la fièvre parce que la tunique

de l'estomac est dure ou molle, sèche ou humide? C'est assurément ce qu'on n'oserait point affirmer de bonne foi ; il se donne purement et simplement parce que l'expérience a constaté qu'il guérit cette affection périodique, sans savoir même quel peut être, dans ce cas, son mode d'action.

Dans les premiers siècles de la science, nous le voyons, les savants en médecine s'appliquaient particulièrement à la connaissance des plantes et des phénomènes de la nature, à tel point qu'ils abandonnaient toutes les autres études pour se livrer à celles-là, qui, dans tous les temps, ont été l'objet principal de tous ceux qui voulaient faire profession de conserver la santé des autres. Il nous reste même encore quelques traités de cette vieille souche qui nous ont été d'un grand secours, et que nous avons souvent consultés, quoiqu'ils aient continué les erreurs qu'on avait commises auparavant, en attribuant à presque toutes les plantes des propriétés qu'elles n'ont pas. Plus tard, cette partie de la science qui avait fait le triomphe de la médecine a été abandonnée à son tour pour s'adonner avec fureur à la physiologie ; mais nous savons déjà que cela a été cause qu'elle est tombée dans des égarements coupables, dont aujourd'hui notre triste humanité paye chèrement les terribles et douloureuses conséquences, qui est un engouement pour tout ce que l'imagination ne peut atteindre.

Quant à nous, tout en respectant les utiles travaux de *Linné*, de *Tournefort*, de *Jussieu* et de beaucoup d'autres, auxquels la science naturelle doit une grande partie de sa gloire, nous restreindrons les vertus des plantes à leur juste valeur, certain qu'elles ont toutes des propriétés qui leur sont propres, et qu'on ne tarderait point à découvrir si l'on soumettait à un examen plus sérieux les bons effets qu'elles peuvent produire sur l'économie animale.

Pour arriver au point culminant de ces connaissances médicinales, il serait à souhaiter que chacun entreprît l'histoire naturelle de son pays, qui renferme assurément une infinité de productions curieuses et utiles que nous ignorons et qui gagneraient à être connues ; mais il faudrait qu'elle fût établie sur l'expérience des faits soigneusement recueillis, la pratique médicale ne pouvant admettre ni de simples opinions, ni des systèmes erronés qui ne servent qu'à faire passer beaucoup de temps, sans nous aider dans nos recherches.

Nous n'aurons certes point de grands efforts à faire pour persuader nos lecteurs, ni de grandes preuves à donner pour qu'on sache définitivement que les classifications méthodiques n'ont rien appris, attendu que les propriétés de la *jusquiame* ne ressemblent pas plus à celles de la *douce-amère* que le soleil ne ressemble à la lune. On avait aussi essayé, en d'autres temps, de déterminer les propriétés des plantes par analogie au moyen de l'analyse chimique, et des essais ayant été confiés à des chimistes distingués de l'Académie impériale des sciences, ils firent de nombreuses expériences qui donnèrent des résultats presque identiques, même pour des plantes dont les vertus sont bien différentes, ce qui a fait renoncer, mal à propos peut-être, à cette tentative, quoique nous reconnaissions que la différence des effets se trouve probablement dans les mixtes; cependant il est toujours plus sensé, selon nous, de s'en rapporter à l'observation directe et d'employer les plantes telles que les donne la nature, en ce qu'elle règle leurs principes d'après les attributs qu'elle leur destine, ce qu'il nous serait difficile de faire avec la même sagesse : c'est-à-dire que nous devons, avant tout, porter notre attention sur les substances simples, qui doivent être préférées aux médicaments composés, à moins que leur efficacité ne soit confirmée par des expériences souvent répétées, eu égard, bien entendu, aux climats et aux tempéraments, qui sont toujours pour quelque chose dans l'action qu'ils peuvent exercer. Ainsi le médecin se trompe gravement quand il prescrit dans le Nord des remèdes qui ont produit de bons effets dans le Midi sur telle ou telle maladie, croyant, ébloui par ce préjugé, qu'ils agiront absolument de la même manière dans ces deux régions ; de pareilles méprises sont toujours préjudiciables à la médecine, en ce qu'elles trompent l'attente du malade qui alors devient incrédule et soupçonneux. S'agit-il, par exemple, d'administrer le sulfate de quinine à deux individus dont l'un habite les hauteurs où l'air est sec, et l'autre un pays bas où l'air est humide ; il est certain, quoiqu'ils eussent la même fièvre et le même tempérament, que la dose donnée au premier ne suffira pas au second.

C'est pourquoi nous voyons avec un sincère regret que le public accorde toujours trop de confiance aux soi-disant spécifiques vantés par des charlatans éhontés qui s'adressent force éloges dans les journaux politiques, persuadés qu'il y aura toujours un assez grand nombre de dupes qui ne s'apercevront point des piéges qu'on tend à leur bourse et à leur crédulité ; mais s'il est encore malheureusement des personnes assez inexpérimentées pour jeter leur santé au hasard, ou entre les mains des ignorants, nous sommes en droit d'en accuser les hommes de l'art eux-mêmes, qui, faute de connaître suffisamment la matière médicale, prescrivent ces

remèdes secrets à leurs malades pour ne point se donner la peine de formuler. Il y a même beaucoup de
médecins à grande renommée, soit dit en passant, qui
se sont si peu occupés des propriétés des drogues, qu'ils
ordonnent de l'*acétate de potasse* en pilules, ou font des
mélanges indigestes dont il serait difficile de déterminer
l'action médicinale, quand, au contraire, il aurait fallu,
pour fermer toutes les portes du charlatanisme, qu'ils
connussent à fond la science de la nature, où l'on
trouve toujours des secours salutaires à tous les maux ;
tandis que la médecine s'est tuée d'elle-même en aban-
donnant cette étude précieuse pour élargir de plus en
plus le cadre de la physiologie, qui ne sera jamais,
après tout, qu'une science d'agrément.

Mais nous nous apercevons qu'il est temps enfin d'en
finir avec les divagations de l'esprit humain, qui nous
mèneraient trop loin si nous ne sentions le besoin de
rentrer dans notre sujet, dont peut-être nous ne nous
sommes déjà que trop écarté ; cependant nous ne clo-
rons point la question des spécifiques sans dire un mot
de l'homœopathie, qui n'est point, convenons-en, la
médecine du *docteur Sangrado*, mais bien celle de
Hahnemann, Allemand de race, dont la devise était :
Similia similibus curantur, ce qui nous paraît beaucoup
plus dangereux que l'eau chaude et les saignées. Qui

ne sait qu'en France, comme partout ailleurs, on accrédite facilement le bizarre, et qu'il y avait cent à parier contre un que *Hahnemann* aurait ses partisans, puisque *Sangrado* avait les siens!... Tout cela ne prouve qu'une chose, c'est que nous sommes sortis du sanctuaire de la science pour errer à l'aventure dans les champs des abstractions, qui sont la pâture des hommes en peine, dont le nombre s'est accru d'une manière effrayant, depuis qu'on a proclamé cette doctrine impie : *enrichissez-vous.*

On se rappelle sans doute que nous avons dit, en parlant des systèmes ou l'art des contradictions, que si *Brown* voyait partout de la faiblesse, *Broussais* voyait, lui, constamment l'exaltation des forces vitales ; il en est de même d'*Hahnemann,* qui a établi la médecine des *semblables*, quand *Hippocrate* avait pour devise : *contraria contrariis curantur,* c'est-à-dire la voie des *contraires.* Notre haute vénération pour *Hippocrate* nous fait un devoir de reconnaître qu'il ne pouvait se tromper en établissant sa doctrine sur les lois de la nature et les inductions tirées de ces mêmes lois. Ainsi, *Hahnemann* dit : Si vous vous brûlez, brûlez-vous de nouveau ; *Hippocrate,* plus raisonnable, conseille pour une brûlure des réfrigérants, parce que celui qui est brûlé cherche les endroits les plus froids pour y poser la partie malade. Cette médication est aujourd'hui généralement suivie, excepté des *homœopathes*, qui sont trop heureux de trouver des dupes pour se décider à avouer qu'on a érigé la bouffonnerie en système médical; il faut aussi, par la même raison, quand on vomit, prendre un vomitif : néanmoins n'oublions point qu'un célèbre médecin de Rouen, grand homœopathe, nous le pensons, mourut après un dîner copieux suivi de légers vomissements qu'il favorisa, pour être d'accord avec *Hahnemann*, par un vomitif; mais, comme vous le voyez, les conséquences de sa confiance au maître lui ont été tristement funestes. Nous aurions pu dire quelque chose des millionièmes, s'ils n'étaient pas plus absurdes que le fond du système; car il n'entrera jamais dans l'esprit d'un être raisonnable que la dix millionième partie d'un milligramme de *Jalap* puisse produire quelques effets dans l'économie, s'il est vrai que nous avalons des milliards d'animalcules morbifiques disséminées dans l'air, d'où dépendent nos maladies, d'après M. Raspail, bien que la vie pendant 70 ans n'en ait jamais souffert; car nous connaissons bon nombre de personnes qui sont arrivées jusqu'à 74 ans sans avoir jamais réclamé les secours de la médecine. Nous n'exceptons donc pas de cette répulsion le système de M. Raspail, quoiqu'il paraisse plus large, parce qu'il n'est pas moins défectueux que les autres en restreignant la nature aux limites de sa propre intelligence, qui n'admet d'action efficace qu'à quelques substances qui, selon lui, auraient la propriété de détruire les animalcules, les germes supposés de toutes les maladies : chose d'autant plus inadmissible qu'il n'est aucunement démontré que les vers ou autres insectes soient l'effet ou la cause des phénomènes morbides. Au surplus, nous croyons fermement que tout vit dans la nature et s'animalise par la puissance d'assimilation, et que tuer un animalcule dans l'état de santé, ce serait enlever une partie des principes de vie ; ensuite il n'est point croyable que la prévoyante nature ait semé autour de nous tant d'ennemis qui menaceraient à chaque instant notre existence, et les maladies vermineuses sont probablement des troubles dans les foyers nutritifs, dont la cause nous est aussi inconnue que toutes les autres. Nous condamnons doublement le système de M. Raspail, en ce que l'*aloès* est un purgatif dangereux par rapport à l'action directe qu'il exerce sur le foie, et le *camphre*, qui ne l'est pas moins pour le système nerveux ; et, comme on ne trouble point en vain ces deux fonctions, nous pouvons croire que si les douleurs hépatiques, les jaunisses et les névralgies deviennent aussi communes depuis quelques années, cela tient à l'emploi continuel de ces substances médicinales.

Si nous n'avions hâte de terminer cette partie de notre travail, ou la crainte de nous faire accuser de partialité et d'esprit de corps, nous aurions parlé des services que la pharmacie peut rendre à l'humanité dans l'état actuel des choses; mais nous aimons mieux engager le pharmacien à honorer sa profession d'utiles découvertes, pour qu'il soit évident qu'elle doit être la plus éclairée et la plus estimable de la société, renommée qu'elle n'obtiendra qu'en *jetant à la rue* tous les remèdes secrets qui sont la honte et le déshonneur du pharmacien, dont la probité doit être la première vertu.... Puissions-nous nous-même mériter l'attention et l'estime de nos semblables, c'est la seule et unique récompense que nous ambitionnons pour toutes les peines que nous nous sommes données!....

Poitiers.—Typ. de A. Dupré.

9 782329 404103